Lafont de Fressinet

AF384773

T
98
24

RÉFLEXIONS

SUR LES MALADIES

DE L'URÈTHRE;

O U

PRÉCIS

D'OBSERVATIONS PRATIQUES

SUR une Méthode particulière de traiter ces Maladies, vulgairement appellées Carnosités, *sans le secours des Bougies médicamenteuses.*

PAR M. LAFONT DE FRESSINET, Chirurgien , dernièrement emploïé par ordre du Roi pour le traitement de ses Troupes.

A BRUXELLES,
Et se trouve A PARIS,

Chez
L'AUTEUR, rue Plâtrière, la seconde porte cochère à droite , en entrant par la rue Mont-martre.
GUILLOT, Libraire de MONSIEUR , Frère du ROI , rue Saint-Jacques , vis-à-vis celle des Mathurins.

M. DCC. LXXXV.

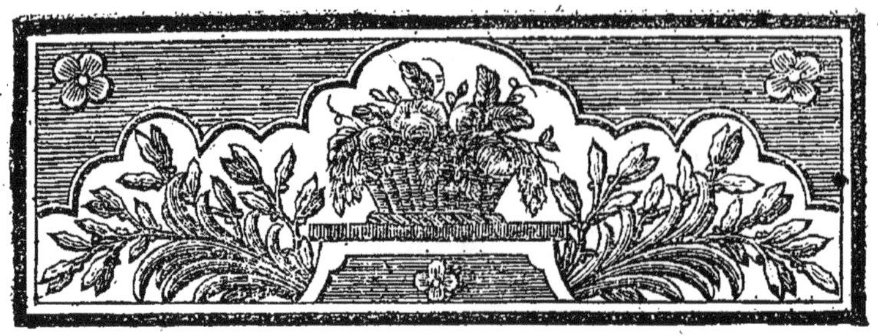

RÉFLEXIONS
SUR LES MALADIES
DE L'URÈTHRE.

S'IL est reconnu que différentes caufes peuvent donner lieu à la rétention d'urine, l'expérience & la pratique journalière confirment en même tems qu'il n'en eft point de plus fréquentes & de plus ordinaires que celles qui font les fuites malheureufes du contact virulent. C'eft à cette caufe principale, & trop généralement répandue, que l'on doit attribuer la majeure partie des difficultés d'uriner, dont quantité de perfonnes font atteintes.

La Gonorrhée peut donc être confidérée, quant à l'homme, comme l'accident du virus vérolique qu'il a le plus à redouter ; puifqu'après lui avoir fait éprouver une maladie fouvent très-opiniâtre, il a encore la douleur de voir qu'elle laiffe derrière elle un levain particulier dans l'urèthre qui devient le germe des différens obftacles qui s'oppofent par la fuite au paffage des urines.

A ij

Cette fonction , ſi néceſſaire à la vie , une fois gênée dans ſon cours , on conçoit qu'il doit s'enſuivre une altération dans toute l'économie animale : & c'eſt pour cette raiſon que ceux qui ſont atteints de cette maladie , ſe plaignent aſſez ſouvent de digeſtions laborieuſes , de maux de reins fréquents , d'hémorroïdes , d'accès de fièvres occaſionnelles , ou de chaleurs & de cuiſſons dans le paſſage des urines. Toutes ces différentes incommodités ne ſont cependant que le réſultat de la grande difficulté que le malade éprouve à rendre ſes urines , & des efforts continuels qu'il eſt obligé d'emploïer pour s'en procurer plus aiſément l'iſſue. Mais , comme les envies d'uriner ſe ſuccèdent en raiſon de la plus ou moins petite quantité d'urine que le malade rend chaque fois , il s'enſuit que ces mêmes efforts venant ſouvent à ſe répéter , ils ne peuvent qu'accroître la difficulté d'uriner par le gonflement & l'irritation conſtante qu'ils entretiennent non - ſeulement à la partie de l'urèthre qui oppoſe réſiſtance , mais encore dans toutes celles qui y avoiſinent; de manière que ſi , dans cet état d'érétiſme , le malade n'a point la ſage précaution de vivre d'un régime humectant & adouciſſant , de joindre à cela une exacte continence dans le commerce des femmes , il court à chaque inſtant riſque d'eſſuïer une rétention totale , & d'accumuler en même-tems une foule d'accidents.

Il paroît d'après cet expoſé que la Gonorrhée virulente ne doit jamais être enviſagée comme une maladie légère , puiſqu'elle entraîne après elle des ſuites auſſi fâcheuſes. On ne peut cependant diſconvenir que beaucoup de per-

fonnes ne la regardent point comme telle , & qu'il ne
s'en trouve que trop chez lefquelles elle fait une fi foible
impreffion, qu'à peine penfent-ils qu'elle puiffe mériter
leur attention. Cette opinion ne s'eft même que trop accré-
ditée parmi la jeuneffe libertine , laquelle redoutant toujours la gêne & les privations , préfère de garder cette
maladie pendant des années entières , plutôt que de
vouloir s'affujétir à un traitement fuivi & méthodique.
Il ne faut donc plus être étonné fi les vices de l'urèthre
fe multiplient de plus en plus, & fi, dans la pratique
de cette maladie, on ne rencontre que d'anciennes Gonorrhées dégénérées, qui ont , pour ainfi dire , criblé
l'urèthre d'ulcères chancreux & fiftuleux, de finus tor-
tueux, d'engorgemens fquirreux , de cicatrices calleufes
& dentelées , de petits dépôts ou foïers purulents qui
ont rongé & détruit, en partie , la texture fpongieufe
& cellulaire de ce conduit. Ce font cependant ces mêmes
foïers qui deviennent la fource intariffable de ces écou-
lemens puriformes, qui fe reproduifent de tems en tems ,
& que l'on caractérife affez ordinairement de relâchement de vaiffeaux ; mais , qui , dans le vrai , ne font que
le produit de ces différens clapiers, qui tantôt laiffent
échapper une humeur féreufe & ténue,& d'autrefois four-
niffent une matière plus épaiffe d'une couleur jaunâtre
ou briquetée, différence qui dépend affez volontiers du
plus ou du moins de tems que ces mêmes liqueurs ont
féjourné dans ces finuofitées ulcérées , & du dégré de
coction & de fermentation qu'elles y ont acquifes. Or, la
nature du régime , le choix des alimens, les exercices
immodérés , coopérent beaucoup à ce changement-

Tous ces accidens font donc autant de caufes prochaines qui contribuent chacune en particulier à obftruer & à rétrécir le diamètre du canal, auffi bien qu'à diminuer graduellement le jet des urines. Cette maladie aïant fait une fois de tels progrès, on ne doit plus s'attendre à pouvoir l'acquérir par le fecours des remèdes intérieurs. L'urèthre a trop perdu de fa propre fubftance, & trop fouffert d'altération dans fes parties organiques pour qu'on puiffe efpérer d'y réuffir par ces feuls moïens. Il faut donc abfolument emploïer un médicament local qui ait la propriété de fondre & réfoudre ces engorgemens fquirreux, de déterger & cicatrifer ces petits clapiers fiftuleux, de relâcher & d'affouplir ces fibres refferrées & trop contractées, dont la rigidité, le rétréciffement n'eft fouvent occafionné que par l'ufage abufif des injections aftringentes & répercuffives, malheureufement trop pratiquées, & que l'on devroit bannir du traitement des Gonorrhées, ou qu'il faudroit du moins adminiftrer avec plus de choix & de précaution. En effet, ces injections, par leurs qualités crifpantes, refferrent la portion des fibres & des différens tubes qui bordent les finus ulcérés : ces bords, en fe raprochant, produifent une élévation ; la contraction de ces fibres irritées s'augmente ; ces mêmes bords, par ficcité, deviennent calleux ; le tiffu fpongieux s'engorge par le refoulement des liqueurs qui gonflent ces cavités cellulaires, de façon que la gradation de tous fes accidens oppofe par la fuite une ou plufieurs digues au cours des urines, & c'eft ce que l'on nomme improprement carnofités.

Pour parvenir à la cure foit radicale, ou palliative

de ces différentes maladies , on a cru devoir revenir
aux bougies emplaſtiques; moïen que l'on avoit ancien-
nement pratiqué ſans beaucoup de ſuccès , & qui , pour
cette raiſon , étoit reſté long-tems dans une ſorte de diſ-
crédit. Certaines occurences ont , malgré cela, déterminé
quelques Praticiens à faire revivre cette méthode , dans
la vue de ſoulager nombre de perſonnes qui , faute de
ſecours , gémiſſoient en ſecret , & ſe déſeſpéroient en
éprouvant les douleurs continuelles que leur cauſoit la
rétention. D'abord , les bougies ne furent emploïées par
les Praticiens que comme ſondes inſtrumentales dont ils
ſe ſervoient pour dilater momentanément le conduit urinaire , & non comme médicament curatif , puiſqu'ils
avoient l'attention de n'en preſcrire l'uſage que dans le
cas de beſoin indiſpenſable , afin de ne point habituer les
malades à ne pouvoir uriner que par ce ſecours , & par
la crainte qu'ils avoient en même tems que l'application
trop répétée de ce topique ne vînt à irriter l'extrême
ſenſibilité de l'urèthre , & n'y occaſionnât une inflammation. Telles étoient les précautions que l'on prenoit alors dans l'adminiſtration des bougies médica-
menteuſes ; mais , à meſure que les vices de l'urèthre
ſe ſont multipliés , cette méthode s'eſt inſenſiblement
pratiquée avec bien moins de prudence , attendu que les
gens de l'art aïant négligé pendant un tems le traitement
de ces maladies , la fabrication des bougies s'eſt trouvée
abandonnée à des mains étrangères , qui prenant indiſ-
tinctement toute eſpèce d'affection de l'urèthre pour
autant de carnoſités ou excroiſſances charnues , n'ont
point héſité de renouveller ces compoſitions cathé-

rétiques que les habiles Praticiens n’avoient jamais ofé emploïer. Cela n’a point empêché que les bougies ne fe foient accréditées , & qu’elles n’aient même été adminiftrées à une multitude de malades dont la plûpart ont éprouvé les accidens les plus funeftes, Peut - être auroient-ils eu lieu de s’en confoler , fi leur guérifon eût au moins fuccédé à tant de douleurs : mais , il s’en faut bien , puifqu’il y a eu quantité de malades dont le diamètre du canal s’eft trouvé quelque tems après beaucoup plus rétrécit qu’il ne l’étoit avant même qu’ils euffent fait ufage de ces bougies , & qui ont mieux aimé s’en tenir aux moïens dilatoires , que de revenir une feconde fois à des médicaments (j’oferois prefque dire) auffi meurtriers.

Les plaintes réitérées , tant de la part des malades que celle des gens de l’art qui étoient journellement occupés à réparer les accidents que les bougies occafionnoient , engagèrent ces fabricateurs a en adoucir l’action trop irritante. Mais , voulant toujours fe réferver la faculté d’enflammer à volonté le conduit urinaire , ils y ont fuppléé par une pommade également corrofive, avec laquelle ils frottent leurs bougies avant de l’introduire , & qu’ils font garder au malade pendant huit à dix heures par jour , moïen tout auffi douloureux à foutenir que l’étoient les bougies cauftiques.

En admettant la néceffité d’ufer dans certains cas d’un médicament actif, il eft aifé de concevoir combien une onction de cette nature doit porter d’irritation & d’inflammation dans une partie auffi délicate que l’urèthre. En effet, fi pour procurer la fonte d’une verrue, d’une cicatrice, ou bride calleuſe, la bougie eſt obligée de cautériſer tout l'eſpace qu'elle occupe depuis ſon entrée dans le canal juſqu'à l'endroit où ſe trouve la calloſité, laquelle eſt placée le plus ſouvent dans la partie poſté-rieure de l'urèthre ; on ne peut s'empêcher de convenir que le remède eſt cent fois pire à ſupporter que le mal ; que c'eſt martyriſer un malade & lui faire ſouffrir le quintuple de douleur qu'il devroit réellement éprou-ver ſi le corroſif n'agiſſoit poſitivement que ſur l'obſtacle que l'on a intention d'enflammer; parce qu'il en réſulte un dépouillement général du tiſſu membraneux & cellu-laire du canal, d'où s'enſuivent ces ſuppurations abon-dantes & ſanguinolentes que ces bougies attirent ſans néceſſité, & qui ne s'obtiennent qu'aux dépens de la pro-pre ſubſtance de ce conduit. Souvent, l'irritation eſt même portée à un degré ſi conſidérable, qu'elle ſe communique aux bourſes & au périnée ; d'où il s'enſuit dans ces par-ties une fluxion inflammatoire avec engorgement, la-quelle ſe détermine alors par des dépôts purulents, qui dégénèrent preſque toujours en fiſtules urinaires. Ces accidents ſont trop ſouvent arrivés pour qu'ils puiſſent être conteſtés ; d'ailleurs, combien y a-t-il de perſonnes qui en ont fait la triſte expérience, & qui peuvent con-firmer cette vérité.

Il eſt des Artiſtes qui, pour parer à ces mêmes acci-dents, propoſent de faire pluſieurs rainures à l'extrémité de la bougie pour y placer un onguent ſtiptique, afin de préſerver les parois de l'urèthre de ſon impreſſion. Mais, en ſuppoſant ce moïen pratiquable, je ne vois pas cependant que ces rainures puiſſent jamais être aſſez profondes pour empêcher que , dans l'introduction de la bougie , les replis membraneux de l'urèthre ne foient imprégnés de ce médicament.

Si l'action en eft moins vîve & un peu moins étendue qu'avec la pommade corrofive dont on enduit ordinairement la bougie , il l'eft toujours trop lorfque le mordant peut agir fur des parties faines qui n'ont pas befoin d'être irritées ni enflammées ; & c'eft toujours faire fouffrir gratuitement aux malades des douleurs que l'on pourroit leur épargner. Il n'eft pas impoffible cependant que cette méthode ait réuffi à certains égards ; mais on me permettra d'obferver que dans tous les cas elle demande à être pratiquée avec beaucoup de prudence ; & je crois que ces bougies ainfi préparées , ne doivent jamais fortir des mains de l'Artifte , & qu'il doit toujours lui feul en faire l'application. Car , s'il arrivoit que le médicament cauftique vînt à fe détacher , & à s'appliquer aux parois de l'urèthre , ce qui eft très-poffible (foit par la chaleur du canal , ou en raifon du frottement & des inégalités que la bougie peut rencontrer dans fon paffage) il pourroit s'enfuivre des accidens que tout autre que l'Artifte ne feroit jamais à portée de remédier.

Mon intention n'eft donc point d'établir comme principe que toutes les fabriques de bougies foient également cathérétiques. Je fais parfaitement qu'il s'en fait de différentes qualités; qu'il y en a de fondantes, d'émollientes , de déterfives & de cicatrifantes , que les vrais Patriciens appliquent fuivant les indications. Mais , je dis que toutes celles qui tendent à faire fuppurer , font plus ou moins actives , parce qu'il n'eft pas poffible d'attirer

une fupuration fans , au préalable , avoir phlogofé &
·enflammé la partie que l'on veut faire tomber en fonte.
Or , comme ces dernières bougies font celles qui s'em-
ploient le plus familièrement dans le traitement général
des maladies de l'urèthre , fans trop examiner la nature
du vice local que l'on a à combattre , lequel très-fou-
vent ne demande que des relàchans & des émollients , il
n'en réfulte pas moins que pour vouloir faire fuppurer
un obftacle quelconque il faut de néceffité qu'une partie du corps membraneux de l'urèhtre , participe en
même tems à l'inflammation que l'on cherche à porter
fur un feul point de réfiftance. Tels font les inconvé-
niens attachés aux bougies fuppuratives , & qui en font
inféparables : inconvénients qui obligent journellement
les malades à en fufpendre l'application pour recourir
aux calmants , afin d'appaifer l'rritation que ce genre de
topique occafionne. Or , c'eft pour cette raifon que
quantité de perfonnes n'ont jamais pu fe foumettre à
l'ufage fuivi de ce médicament , à quoi l'on peut encore
ajouter la gêne que certains malades éprouvent tout le
tems qu'ils ont la bougie dans l'urètrhe, au point qu'il y en
a qui ne peuvent pas même fe permettre le plus léger
mouvement , & qui font forcés de refter , pour ainfi dire ,
dans un état d'immobilité. Or , fi l'on veut bien à
préfent comparer la méthode que je pratique à celle
des bougies médicamenteufes , on trouvera par le fimple
expofé de la manière dont j'applique mon topique , que
dans tous les cas poffibles , & lors même que j'ai à me
fervir d'un médicament un peu actif (ce qui m'arrive
toutes les fois que j'ai à vaincre un obftacle trop cal-

lenx) jamais les parois de l'urèthre ne courent le moindre
rifque de fouffrir la plus légère atteinte , attendu que
le canal en eft parfaitement garanti , par le moïen du
tube ou de la canule dans laquelle je fais glifler le topique
que je place fur le lieu de l'embarras , à la faveur d'un
ftilet qui me fert de conducteur. Ce topique n'eft point
emplaftique , c'eft tout fimplement un bourdonnet ou
une tènte faite de linge élimé & roulé , long d'un
pouce que j'attache folidement à un double fil ciré qui
fert au malade à le retirer quand il a produit fon effet ,
ou qu'un befoin d'uriner fe préfente. Ce bourdonnet eft
imbibé , avant de l'introduire , d'une huile fondante &
émolliente , que je dofe fuivant les circonftances , pou-
vant d'ailleurs lui donner toute les propriétés applica-
bles au genre de maladie que j'ai à traiter ; de manière
que par cette méthode, fi le cas exige que je faffe fuppurer , je ne puis attirer d'autre fuppuration que celle que
l'obftacle peut fournir , puifque je n'attaque pofitive-
ment que le fiége du mal , & que le topiqne n'agit en
aucune manière fur le refte du canal. Cet avantage eft
d'autant plus intéreffant pour le malade , que je lui
épargne les trois quarts des douleurs qu'une bougie mor-
dante lui occafionneroit. Mais , comme la longueur du
bourdonnet n'occupe dans l'urèthre qu'un très-petit ef-
pace, ce corps étranger n'empêche en aucune manière le
malade de vaquer à fes affaires du moment qu'il eft
placé , ce qui devient un double avantage pour beaucoup
de perfonnes dont l'état ne permet point de pouvoir
refter quatre à cinq heures de fuite dans une pofition
gênante.

Ai-je à fondre des engorgemens fquirreux, ou à déterger des finus fiftuleux , je n'ai pas befoin non plus d'enflammer ni de cautérifer le tiflu membraneux de ce conduit , & d'établir en conféquence une ample fuppuration , comme font les bougies, pour mettre à découvert ces mêmes clapiers. Je les déterge fans cela , & avec bien moins de délabrement , parce que l'huile fondante & déterfive , dont le bourdonnet eft imbibé , s'infinue infenfiblement dans ces tortuofités ulcérées (ce que ne peut faire la bougie qui eft un corps trop compact) & de cette manière je parviens à fondre , réfoudre & cicatrifer ces points d'ulcérations , fans être obligé de multiplier le nombre des cicatrices qui deviennent toujours très-nuifibles dans un calibre auffi étroit que celui de l'urèthre, puifqu'elles ne peuvent que rétrécir fon diamètre , & qu'elles font même une des caufes les plus fréquentes de la difficulté d'uriner.

Quelques perfonnes pourront peut-être s'imaginer que l'ufage de la canule doit occafionner dans l'urèhtre une fenfation un peu vîve , & que cette méthode doit exiger en outre d'avoir toujours befoin d'un Artifte pour fe faire appliquer le topique, ce qui , je l'avoue, deviendroit effectivement très-gênant pour une infinité de malades, s'il falloit qu'ils fuffent affujettis à cette obligation. Pour lever toute crainte à cet égard, j'affurerai , d'après une pratique de plus de quinze ans, que non-feulement l'introduction de la canule eft bien moins douloureufe que celle d'une bougie , mais encore que fon adminiftration eft fi facile , que depuis ce tems je n'ai pas rencontré un feul malade qui ait trouvé la plus

légère difficulté à se l'administrer lui-même. L'explica-
tion que je vais en donner mettra à même d'en juger.

Pour procéder à l'application de ce topique , on
commence par mettre un bourdonnet dans la canule qui
est droite & ouverte par les deux bouts ; on le pousse
avec le stilet presqu'au dehors de l'ouverture postérieure ; on le trempe une demi-seconde dans le médicament ; cela fait, on retire en même tems à soi le fil
& le stilet , pour faire rentrer dans la canule le bourdonnet imbibé : on prend la verge de la main gauche
que l'on allonge , & de la droite on introduit par gradation la canule dans l'urèthre jusqu'à l'embarras ; alors on
s'arrête , & l'on pousse entièrement le stilet jusqu'à son
anneau. Le topique étant placé , on commence par
retirer le stilet , & ensuite la canule : on roule autour
du gland l'excédent du fil qui reste au-dehors du canal ;
le pansement se renouvelle tous les vingt - quatre
heures.

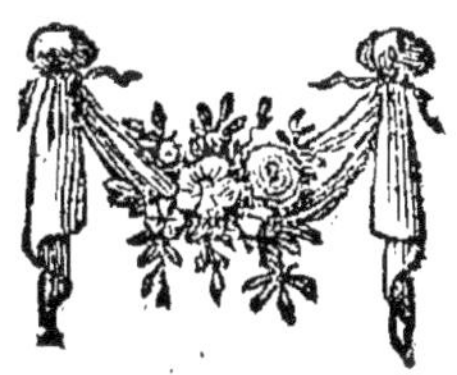

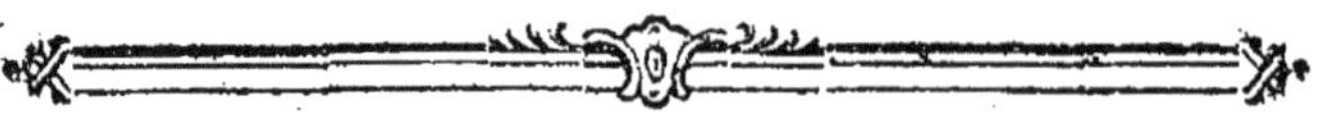

OBSERVATIONS.

UN Marchand de cette Ville vint me confulter le 20 Septembre 1778. Il étoit atteint d'une grande difficulté d'uriner , & fur le point d'éprouver une rétention totale : ce malade me paroiffant fouffrir & être très-affaiffé , je lui fis des queftions relatives à fa fituation. Il me dit qu'il y avoit neuf ans que les urines paffoient difficilement : mais que depuis environ quinze mois fa maladie s'aggravoit de plus en plus ; que les efforts qu'il faifoit pour uriner étoient fi confidé-rables , qu'il étoit obligé , chaque fois que les envies fe préfentoient , de fe mettre fur une chaife percée ; parce les mêmes efforts ne manquoient jamais de produire en même tems une évacuation des matières ftercorales ; que les nuits étoient encore plus fatiguantes pour lui que le jour , en ce qu'il falloit qu'il defcendît de fon lit prefque toutes les demi-heures pour ne rendre fouvent qu'une très-petite quantité d'urine ; qu'il avoit , pour ainfi dire , perdu l'habitude du fommeil ; que les urines étant repofées elles ne formoient qu'une maffe glai-reufes , mêlée de filandres fanguins ; enfin , il ajouta encore que tous ces accidents étoient accompagnés de maux dereins fi violents qu'ils l'empêchoient fouvent de fe redreffer, & il termina fon expofé par l'aveu qu'il avoit eu fept chaudepiffes en onze années , dont deux avoient diſparu ſans faire aucune eſpèce de traitement ; mais que depuis ce tems il avoit paſſé les remèdes avec la plus ſtriɛte rigueur. D'après le récit du malade, je jugeai bien qu'il devoit avoir le conduït garni d'ulcères & de cicatrices calleuſes. Je commencai donc par examiner le ſujet extérieurement : je trouvai le corps de la verge tendu & gonflé : le gland étoit dur, d'un rouge pour-pré & étranglé à ſa baſe ; je ſentis au toucher des duretés le long du canal, juſqu'à ſa partie poſtérieure. Voulant m'aſſurer de l'intérieur du conduit, j'introdui-ſis une bougie que je ne pus faire paſſer au-delà de la foſſe naviculaire. Le malade ſentit dans cet endroit une douleur très-aigüe, ce qui m'empêcha de forcer de crainte d'augmenter l'irritation qui ſubſiſtoit déjà ; je retirai la bougie recoquillée dans ſon extrêmité, & enduite d'un pus ſéreux & ſanguinolent, ce qui me confirma qu'il y avoit ulcération dans cette partie de l'urèthre.

L'état du malade exigeant des moïens préparatoires avant de lui adminiſtrer mon traitement, je commen-çai par lui ordonner deux ſaignées dans la journée, d'une palette & demie chacune, & à des diſtances con-venables. Afin de ménager ſes forces, qui étoient déjà fort diminuées, je le ſoumis à une diette rigoureuſe, & ne lui permis à dîner qu'un peu de volaille rotie, & pour boiſſon une ptiſanne adouciſſante, légèrement apéri-tive. Je ne négligeai pas les bains de vapeurs, de dé-coɛtion émolliente qui m'ont toujours mieux réuſſi dans ces cas-là, que les bains domeſtiques. Au ſortir de chaque bain, qu'il prenoit trois fois par jour, je

lui

lui faifois appliquer un cataplafme de ces mêmes plantes
fur toute la longueur du canal , auquel on ajoutoit les
farines émollientes ; je joignis à cela des lavemens de
même qualité , que je rendis dans les premiers jours un
peu laxatifs , afin de nétoïer les dernières voies des
matières irritantes dont le féjour ne pouvoit que nuire
à la détente que je travaillois à obtenir. Je lui plaçai
également deux minoratifs qui opérèrent un très-bon
effet. Ce régime aïant été obfervé pendant quinze
jours de fuite , la verge & le gland fe trouvèrent beaucoup plus ramolis. Le malade étoit auffi plus calme
dans fes douleurs , & moins tourmenté par fes efforts
contractifs , qui , quoique très-raïentis , fe foutenoient
encore. Je fis continuer au malade le régime , & je
fupprimai en même tems les cataplafmes & les bains.
Je me déterminai à faire la première application de mon
topique trempé dans l'huile fondante & émolliente ,
que je plaçai à l'entrée de la fofte naviculaire ,
fiége de l'embarras. Je remarquai que les premiers
panfemens ne produifoient que très-peu d'effet, parce
que le malade pouvoit à peine garder le bourdonnet
une demie-heure , à caufe des fréquences du befoin d'uriner qui fe préfentoit, ce qui s'oppofoit à fon opération.
Je pris le parti d'interdire au malade de boire dans la
matinée , tems que j'avois choifi pour le panfer ; par ce
moïen je parvins à lui faire garder le topique plus long-
tems. Je m'apperçus alors d'un petit changement , &
je vis que je gagnois un peu de terrein. Le malade
retiroit les bourdonnets couverts d'une matière puru-

B

lente , & bien plus confiſtante qu'elle ne l'étoit dans les commencements. Je continuai donc mon panſement ſans aucune interruption pendant vingt-un jours , qui me ſuffirent pour fondre & déterger entièrement cette calloſité ulcérée , qui avoit près de neuf lignes d'étendue.

Ce premier obſtacle vaincu , je voulus paſſer plus avant , mais je fus arrêté deux pouces au-deſſus par une ſeconde cicatrice. J'y appliquai le topique, que le malade garda cette fois quatre heures & plus ; au cinquième panſement , le remède détermina une ſuppuration, qui ſe ſoutint pendant onze jours de ſuite : au bout duquel tems la fonte aïant été parachevée , j'eus la facilité de paſſer outre , & je fus encore arrêté un demi-pouce plus loin par un troiſième obſtacle que j'attaquai comme les précédens. Après quelques panſements , le malade me dit qu'il retiroit les bourdonnets ſans ſuppurations ; qu'ils étoient ſeulement couverts d'une mucoſité gluante. Cela ne m'empêcha point de continuer mon application avec le même remède, ſans rien changer à la doſe, ni à la nature du médicament ; attendu que je m'appercevois chaque jour que le bourdonnet pénétroit d'une ligne & plus , ce qui me perſuada que cet obſtacle n'étoit qu'un engorgement qui ſe termineroit par réſolution , ainſi que je l'avois déjà obſervé dans bien des occaſions. Cela ne manqua pas d'arriver ; je traverſai librement peu de tems après cette réſiſtance, & je portai ma canule un pouce & demi plus loin , où je trouvai un quatrième obſtacle qui étoit placé à la partie poſtérieure & membraneuſe de l'urèthre. Le malade , à cette

époque, gardoit le bourdonnet cinq heures de fuite ;
il fortoit avec, & venoit quelquefois fe le faire appliquer chez moi ; les urines couloient un peu plus aifément,
quoique le canal ne fût point encore libre. J'attaquai
auffi-tôt ce dernier obftacle. Dans les premiers panfements, l'extrémité des bourdonnets étoit un peu chargée
d'une humeur puriforme & fanguinolente. Le malade,
qui étoit attentif à remarquer les différens changemens
qui arrivoient dans fon état, me dit que depuis deux
jours il reffentoit une douleur pulfative à l'endroit où
le bourdonnet étoit placé ; que cette douleur fe propa-
geoit tout le long du canal, & qu'elle venoit fe ter-
miner au gland par une cuiffon qui étoit affez forte.
Je foupçonnai un dépôt : &, pour en favorifer plus
promptement la fonte, je fis reprendre au malade les
cataplafmes émollients qu'il ne gardoit que la nuit, &
que je fis appliquer au périnée. Je continuai mon panfement à l'ordinaire, & le quatorzième jour le malade
fe fentant mouillé, examina fes linges qu'il trouva
remplis d'une matière épaiffe, mêlée de fang. Je crus
pouvoir annoncer au malade que fa guérifon ne tarderoit
pas à être complette. En effet, il s'appercevoit à chaque panfement que le jet de fes urines groffiffoit, &
fe foutenoit fans être obligé d'employer le moindre
effort. Je m'occupai à déterger le plus que je pus, &
quand je vis que les bourdonnets n'amenoient plus
de fuppuration, j'éloignai les panfements, que je ne
faifois que deux jours l'un, jufqu'au moment où le
malade me dit qu'il les retiroit à fec, & qu'il urinoit

à plein canal. Alors , je cessai & je lui conseillai de boire tous les jours , pendant une couple de semaines , deux bouteilles des Eaux de Passy épurées. Ce traitement m'a tenu près de trois mois & demi à une seule application par jour , & sans que j'aie été forcé de le suspendre une seule fois pour cause d'irritation. Il y a lieu de croire que la cure a été radicale : car , depuis ce tems , le sujet s'est toujours parfaitement bien porté , & a continué à bien uriner.

LE 12 Février 1779 , un Commis , âgé de trente-huit ans , me fut adressé par un Chirurgien de cette Ville , pour une difficulté d'uriner dont il étoit attaqué depuis environ six ans ; suites de trois ch * ** qu'il avoit eues à peu de distance l'une de l'autre.

Je commençai par faire uriner le malade devant moi ; & je vis que , malgré les efforts qu'il emploïoit , le jet de ses urines n'étoit que de la grosseur d'une fine éguille à tricoter , sortant par fusée, & tombant perpendiculairement. Il me dit qu'il lui arrivoit très-souvent de laisser échapper cet excrément sans s'en appercevoir. Il avoit en outre un écoulement gonorrhique assez abondant : & , lorsque cet écoulement venoit à cesser, ce qui arrivoit quelquefois , il avoit remarqué que , pendant cette cessation , la difficulté d'uriner augmentoit , & que les douleurs étoient plus cuisantes : qu'il faisoit alors des injections dans l'urèthre avec de l'huile de lin & de milperthuis , ce qui le soulageoit un peu. Il m'ajouta aussi qu'il y avoit trois ans qu'il avoit fait usage des bougies de M. D * * *, pendant trois mois & demi à deux reprifes différentes : mais, que n'aïant jamais pu les garder au-delà d'une demie-heure, en raifon de la gêne & des fouffances qu'elles lui occafionnoient, il avoit été obligé de les abandonner.

J'introduifis une bougie dans le canal de ce malade que je fis paffer librement jufqu'à trois pouces de profondeur, où je fus arrêté par un obftacle qui me parut très-calleux, quoiqu'au toucher il n'offrît point extérieurement une dureté bien fenfible. J'entrepris le malade fans autres prépaparations que celle de lui prefcrire un régime convenable à fa maladie. Je lui fis l'appli-tion de mon topique avec l'huile fondante & émolliente. Le malade étant panfé refta une demi-heure avec moi à fe promener dans la chambre : mais, voïant qu'il pouvoit marcher avec aifance, il me quitta pour aller à fes occupations. Le lendemain , il me dit que dix minutes après être forti de chez moi, il avoit été obligé de retirer la tente par un preffant befoin d'uriner. Je lui fis une feconde application qu'il ne garda pas plus long-tems. Mais, foit que la partie s'ac-coutumât à ce petit corps étranger , foit qu'il y eût alors moins d'irritation , le malade parvint peu de jours après à conferver le topique près de trois heures J'en étois au fixième panfement fans que je me fuffe encore apperçu du plus petit progrès. Le malade, que je quef-tionnai , me dit qu'il retiroit les bourdonnets à-peu-près tels que je les introduifois; que toute la différence qu'il obfervoit dans fon état c'eft qu'il avoit des befoins d'uriner moins fréquents , & que les douleurs étoient plus adoucies. Je jugeai dès-lors que l'obſtacle étant trop calleux , le remède n'avoit point aſſez d'action pour pouvoir en procurer la fonte ; je me déterminai donc à emploïer un médicament plus actif. Le malade s'apperçut de ce changement par un ſentiment de douleur qu'il n'avoit point encore reſſenti depuis que je le panſois ; douleur qui ſe bornoit ſimplement au ſiége de la calloſité & qui n'empêcha point le malade de marcher auſſitôt après qu'il fut panſé , & même de garder le topique à l'ordinaire.

A la quatrième application le malade remarqua que le bourdonnet étoit couvert d'une matière purulente. Je continuai encore pluſieurs jours de me ſervir de ce médicament , & , lorſque je vis que j'avançois , & que la ſuppuration commençoit à diminuer , je pris l'huile fondante avec laquelle je parachevai de réſoudre le reſte de cet embarras. Ce premier obſtacle détruit , je portai mon tube à deux pouces & demi plus avant, où je fus encore arrêté par une réſiſtance ; j'y plaçai le topique trempé dans l'huile fondante. Au ſeptième panſement j'obtins une légère ſuppuration ; le malade commençoit à s'appercevoir que les urines couloient plus aiſément ; j'obſervois moi-même à chaque application que le bourdonnet pénétroit plus avant ; j'inſiſtai à ne pas vouloir changer de médicament ; & , quoique les tentes ſortiſſent très-peu chargées de matière , la fonte ne s'en opéroit pas moins. Je voïois d'ailleurs que le remède agiſſoit autant par réſolution que par ſuppuration. Je con-

tinuai donc la même application , & je vins à bout
de franchir cet obstacle. Pour m'assurer s'il n'y avoit
point d'embarras au-delà , je passai une bougie des plus
fortes , que je fis pénétrer dans la vessie sans rencontrer
la moindre opposition ; le malade urinoit à plein canal ;
je cessai les pansemens, &, depuis son traitement le malade
a continué de bien uriner.

LE 20 Avril 1779, je fus appellé chez un Négociant atteint d'une rétention totale. Je trouvai en entrant le malade
dans des douleurs affreuses , & tourmenté par des envies
d'uriner qui se succédoient à chaque instant sans pouvoir
rendre une goutte d'eau. Je commençai aussi-tôt par
lui faire-faire promptement une ample saignée, attendu
que le sujet étoit jeune , robuste & d'un tempérament
sanguin. Je le fis mettre ensuite sur un bain de vapeur
d'une décoction émolliente & mucilagineuse que j'avois
fait préparer ; & , avant de lui appliquer les cataplasmes
nécessaires, j'essaïai de le faire uriner par le secours d'une
bougie , mais l'étranglement inflammatoire étoit si con-
sidérable , qu'il ne me fut point possible d'y parvenir ; je ne pus même jamais pénétrer au-delà de cinq
pouces , siége de l'embarras. Alors , je fis des embrocations sur le bas-ventre avec des flanelles trempées dans
la décoction mucilagineuse , & j'appliquai des cataplasmes de même qualité qui enveloppoient la verge &
toute l'étendue du périnée , de manière que le malade
avoit continuellement le bas-ventre & les parties de la
génération dans un humide plus relâchant que n'auroit

pu produire un bain domeſtique. Malgré tous ces moïens, réunis à trois ſaignées , faites dans l'eſpace de ſept heures , je n'avois pu encore obtenir une détente ſuffiſante pour procurer au malade la ſatisfaction de rendre quelques gouttes d'urine ; le bas-ventre étoit ſeulement un peu plus ramolli , & les beſoins d'uriner moins rapprochés ; mais toutes les fois que j'introduiſois la bougie , je rencontrois toujours une égale réſiſtance. Je me diſpoſois à ſonder le malade avec l'algali ou ſonde courbe , lorſqu'il me dit qu'un pareil accident lui étoit déjà arrivé en Eſpagne , il y avoit trois ans , pour lequel il avoit été ſondé avec cet inſtrument ; mais, qu'il préféroit de mourir de ſa rétention plutôt que d'eſſuïer une ſeconde fois cette opération , tant il avoit encore préſent à l'eſprit les ſouffrances inouies qu'on lui avoit fait éprouver. Voïant donc qu'il n'étoit pas poſſible de l'y réſoudre , je n'inſiſtai plus ; je pris le parti de lui appliquer les ſangſues au périnée , & je joignis à cela un moïen qui m'avoit déjà réuſſi dans une circonſtánce à peu près ſemblable , & que feu M. Recolin , Membre du Collége de Chirurgie de Paris , m'avoit communiqué , comme l'aïant emploïé avec ſuccès. Ce moïen conſiſtoit à faire prendre au malade un grain d'o-pium , après avoir préalablement mis en uſage les ſecours chirurgicaux que je venois de pratiquer. Avant donc d'y procéder , je renouvellai les embrocations & les cata-plaſmes ; puis j'adminiſtrai au malade le grain d'opium , & je ne le quittai point que le remède n'eût commencé à produire quelqu'effet. Une demie - heure après, le

malade eut une crife affez violente , caufée par un befoin
d'uriner, laquelle fut cependant moins longue que toutes
les précédentes. J'avois pris la précaution de lui faire
placer un urinal ; il y avoit près d'une heure & demie
que j'avois fait prendre au malade le grain d'opium ,
lorfqu'il me dit qu'il croïoit qu'il urinoit. Je le découvris
pour m'en affurer , & je vis effectivement que l'urine
couloit goutte-à-goutte. Tranquile auffi-tôt fur fon fort,
je le quittai pour aller à mes occupations , & je recommandai d'examiner de tems en tems l'urinal. A mon
retour , le domeftique me dit qu'il l'avoit vuidé deux
fois ; que peu de tems après que je fus forti le malade
s'étoit endormi ; que l'urine , malgré cela . n'avoit ceffé
de couler & que le malade avoit rendu plus de deux
pintes d'une urine bourbeufe & fédimenteufe. Après
huit heures de fommeil il fe réveilla enfin dans un état
d'affaifement général , fe plaignant de douleurs dans
tous les membres , fuite des violens efforts qu'il avoit
emploïés pendant vingt-neuf heures de rétention totale.
Je lui fis donner un bouillon ; enfuite je renouvellai
les cataplafmes , & voulant profiter de la détente , je
lui introduifis une bougie que , malgré le relâchement
furvenu , j'eus encore beaucoup de peine à faire paffer
au-delà de l'obftacle , & après avoir affujetti cette bougie, je la fis garder au malade : puis je lui prefcrivis
un régime humectant & adouciffant, & j'ordonnai pour
boiffon le petit lait clarifié , à la dofe d'une bouteille
dans la matinée , & dans le courant de l'après-midi une
tifanne de pariétaire & de dent de lion , dans laquelle on

mettoit fondre fur chaque pinte trente grains de criftal minéral. Je dois faire obferver que pendant tout le tems de la rétention j'avois interdit au malade toute efpèce de breu·vage, de crainte d'augmenter la fécrétion de l'urine , raifon pour laquelle j'avois également ménagé les lavemens. Alors , le malade commençant à aller de mieux en mieux, je fupprimai les fomentations & les cataplafmes , & je continuai feulement pendant quelques jours les bains de vapeurs matin & foir ; enfuite , je le purgeai à deux reprifes différentes , avec un minoratif analogue à fa maladie.

Le feizième jour , à compter de fon accident , je fis la première application de mon topique avec l'huile fondante & émolliente , que le malade garda cette première fois près de trois heures. Au cinquième panfement le bourdonnet commença à être un peu couvert de fuppuration. Je continuai régulièrement les panfemens pendant deux mois de fuite , fans fufpendre un feul jour. La fuppuration établie , je ne tardai point à m'appercevoir d'un progrès affez rapide. Le malade l'obfervoit lui-même auffi par l'aifance qu'il acquéroit chaque jour à rendre fes urines. Lorfque je vis enfin que les bourdonnets paffoient très - librement , qu'ils n'amenoient plus de fuppurations , que le malade urinoit à plein canal , & fans douleur , j'éloignai les panfemens de trois à quatre jours , & je terminai ainfi la cure. Le malade avoit antécédemment fait ufage à Bordeaux des bougies qu'un Artifte de cette Ville lui avoit adminiftrées pendant près de trois mois , fans aucun fuccès. J'ai eu occafion de revoir le malade deux ans après mon traitement , il m'a affuré qu'il urinoit auffi librement que du moment que je l'avois quitté.

M. le Chevalier de * * *, Capitaine au Régiment de * *, vint me confulter le 19 Novembre 1781 , fur un écoulement gonorrhique qu'il confervoit depuis environ onze ans , & pour lequel il avoit déjà paffé trois fois les grands remèdes , fans compter un infinité d'autres traitemens qui avoient confidérablement altéré fa fanté. Il m'ajouta qu'il avoit fait en même tems ufage de bougies médicamenteufes de toute efpèce, fans jamais avoir pu obtenir une guérifon radicale ; qu'il avoit cru fouvent qu'il étoit guéri , mais que cet efpoir ne s'étoit jamais foutenu au-delà de fix femaines ; que pour peu qu'il s'écartât du régime , il éprouvoit auffi - tôt un purit ou une démangaifon tout le long du canal qui lui annonçoit que fon écoulement alloit bientôt fe reproduire , ce qui ne manquoit pas d'arriver ; qu'étant fatigué de tenir un régime infructueux , il l'avoit abandonné depuis deux ans , ainfi que tous les remèdes ; qu'il s'obfervoit feulement fur le vin & les liqueurs , mais que quant au refte il vivoit comme tout le monde ; que depuis cette époque fon écoulement n'avoit point paru augmenter ni diminuer ; qu'il y avoit des jours qu'il étoit plus abondant , d'autres moins ; que cela dépendoit affez du genre d'alimens qu'il prenoit dans la journée , & du plus ou du moins d'exercice qu'il fe donnoit ; & qu'il avoit également éprouvé ces

variations pendant qu'il tenoit le régime. Je demandai
au malade qu'il me fît voir son linge. Je trouvai des
taches éparses, dont les unes étoient purement limpha-
tiques, & d'autres moins étendues, & en plus grand
nombre, avoient une couleur jaunâtre & plus épaisse. Je
jugeai que la maladie consistoit dans des clapiers ulcérés,
placés à la partie postérieure de l'urèthre, siége ordinaires des gonorrhées opiniâtres, en raison du nombre
des vaisseaux excréteurs qui sont situés dans cette partie.
Quoique j'eusse déjà guéri nombre de ces ulcères rébels,
je n'y avois cependant pas réussi sans être secondé d'un
régime suivi, qui est absolument indispensable dans cette
maladie. J'engageai donc le malade à le reprendre ; il
y consentit. Je commençai alors son traitement avec
l'huile fondante & détersive, dans laquelle j'imbibois
mes bourdonnets. Les premiers pansemens parûrent
d'abord augmenter l'écoulement lymphatique, & déter-
miner très-peu de suppuration : mais à mesure que je continuai l'application du topique, je m'apperçus que l'écoulement, en diminuant, devenoit en même tems plus
consistant. Je recommandai au malade de garder les
bourdonnets plus de tems qu'il n'avoit fait jusqu'alors.
Il s'ensuivit un dégorgement plus abondant de matière
qui n'étoit que le produit des foïers ulcérés qui se
détergeoient. Cet écoulement se soutint ainsi près de
vingt jours, au bout duquel tems il diminua sensiblement.
Il y avoit six semaines, & plus, que je pansois le malade
lorsqu'il me dit qu'à peine il appercevoit une tache sur son
linge dans le courant de la journée ; qu'il retiroit les

tentes, ponr ainfi dire, à fec ; que comme il s'étoit trouvé tant de fois dans cet état, il n'ofoit cependant encore croire à fa guérifon , & j'avoue que dans le fond cette crainte lui étoit bien permife. Je perfiftai malgré cela à le panfer régulièrement tous les jours. Voïant enfin que l'écoulement étoit entièrement tarri, & que les bordonnets fortoient tels que je les mettois, j'éloignai les panfemens , & je terminai ainfi la cure , qui emploïa deux mois & demi de traitement. Le malade a continué de demeurer encore pendant trois mois à Paris après fa guérifon , fans que l'écoulement ait reparu ; & j'ai appris depuis qu'il s'étoit marié & qu'il avoit un enfant.

F I N.

N. B. *Ceux qui voudront confulter l'Auteur, font priés de vouloir bien affranchir leur lettre.*

www.ingramcontent.com/pod-product-compliance
Ingram Content Group UK Ltd.
Pitfield, Milton Keynes, MK11 3LW, UK
UKHW021206140726
13695UKWH00005B/2375